AF466996

Paris. — Imprimerie de E. Martinet, rue Mignon, 2.

RÉSULTATS CLINIQUES

DE LA

LITHOTRITIE

PENDANT LES ANNÉES 1860-1864

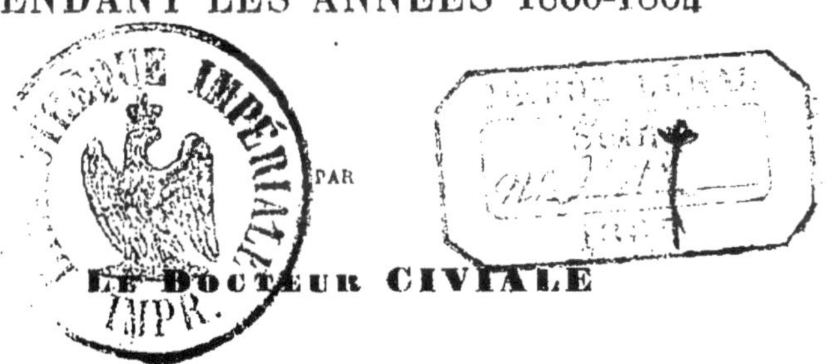

PAR

LE DOCTEUR CIVIALE

PARIS

J.-B. BAILLIÈRE ET FILS,

LIBRAIRES DE L'ACADÉMIE IMPÉRIALE DE MÉDECINE,

Rue Hautefeuille, 19.

1865

AVANT-PROPOS

Jusqu'en 1847, j'ai présenté les résultats de ma pratique en des tableaux où chaque fait, exposé avec les circonstances essentielles, pouvait être aisément vérifié. La discussion décisive qui eut lieu à cette époque à l'Académie de médecine a rendu inutile désormais cette méthode d'exposition. Dans les comptes rendus que j'ai présentés à l'Académie des sciences pour les cinq dernières années, les faits se trouvent simplement rangés par séries. Comme les résultats cliniques ont en chirurgie une importance incontestable, il m'a paru opportun de réunir ici ces comptes rendus qui doivent servir à confirmer l'excellence d'une méthode bien établie et à élucider certains points de doctrine.

AVANT-PROPOS

Jusqu'en 1847, j'ai présenté les résultats de ma pratique en des tableaux où chaque fait, exposé avec les circonstances essentielles, pouvait être aisément vérifié. La discussion décisive qui eut lieu à cette époque à l'Académie de médecine a rendu inutile désormais cette méthode d'exposition. Dans les comptes rendus que j'ai présentés à l'Académie des sciences pour les cinq dernières années, les faits se trouvent simplement rangés par séries. Comme les résultats cliniques ont en chirurgie une importance incontestable, il m'a paru opportun de réunir ici ces comptes rendus qui doivent servir à confirmer l'excellence d'une méthode bien établie et à élucider certains points de doctrine.

RÉSULTATS CLINIQUES

DE LA LITHOTRITIE

PENDANT LES ANNÉES 1860-1864

I

RÉSULTATS CLINIQUES

OBTENUS PAR LA LITHOTRITIE PENDANT L'ANNÉE 1860 (1).

L'intérêt que l'Académie a toujours porté à mes travaux sur l'art de broyer la pierre me fait espérer qu'elle accueillera avec bienveillance l'exposé des résultats que je continue d'obtenir par cette méthode. Je me bornerai à faire connaître aujourd'hui les cas qui se sont présentés à moi dans le cours de l'année 1860 ; ces faits ont un intérêt d'opportunité qui me détermine à ne pas en différer la publication.

J'ai traité, en 1860, 54 malades affectés de la pierre : 36 dans ma pratique particulière et 18 à l'hôpital.

A. *Malades de la pratique particulière.* — 26 de ces malades avaient la pierre pour la première fois ; 10 avaient déjà été opérés par d'autres chirurgiens ou par moi ; la pierre s'étant reproduite, de nouvelles opérations sont devenues nécessaires.

J'ai opéré 26 de ces malades par la lithotritie, 24 sont guéris ;

(1) Communiqué à l'Académie des sciences le 28 janvier 1861.

chez les deux autres, j'ai dû renoncer à l'opération, qui paraissait aggraver l'état morbide de la vessie. L'un de ces malades a succombé ; l'autre continue de vivre avec la pierre.

Les calculeux les plus favorablement disposés, dont les organes étaient encore sains et la santé générale bonne, qui n'avaient d'autre maladie qu'une petite pierre, ont tous obtenu une guérison prompte et facile. Pour cette classe de calculeux, l'application de la lithotritie me paraît avoir atteint la perfection désirable. En effet, la pierre est détruite en quelques minutes ; les débris en sont expulsés avec l'urine ; toute souffrance cesse, la santé renaît et se soutient. C'est là tout ce qu'on peut demander au traitement de l'affection calculeuse.

Mais la lithotritie ne donne ces heureux résultats qu'à la condition d'en restreindre l'emploi aux cas favorables, dans lesquels la pierre n'a pas eu le temps de grossir et de produire, dans la vessie, des lésions propres à changer la forme et les dispositions naturelles de ce viscère. Je m'empresse d'ajouter que la proportion des cas favorables augmente chaque jour, et ils deviendront de plus en plus nombreux à mesure que les calculeux, éclairés sur leur position par leurs médecins, se feront opérer au début de la maladie.

10 de ceux que j'ai traités n'ont pas eu cette prudence : ils n'ont réclamé les secours de l'art que lorsque l'existence leur était devenue insupportable par des douleurs incessantes.

Chez 2 d'entre eux, le mauvais état des organes urinaires a mis obstacle à l'opération, et la mort est survenue par le progrès des désordres.

4 calculeux ayant de grosses pierres ont été opérés par la taille : un adulte a obtenu une guérison prompte et complète ; le dixième jour la plaie était cicatrisée. Chez un autre, également adulte, la convalescence s'est prolongée et la guérison est restée incomplète. Deux vieillards ont succombé la deuxième semaine après l'opération.

2 malades sont encore en traitement ; l'un sera opéré par la taille, et l'autre par la lithotritie.

Le traitement a été ajourné au printemps chez deux autres calculeux qui, se trouvant mal à Paris à l'entrée de l'hiver, sont retournés chez eux.

B. *Malades de l'hôpital.* — Parmi les 18 calculeux admis dans mon service, se trouvaient 3 femmes et 15 hommes adultes ou vieillards.

La première de ces femmes, souffrant depuis longtemps, était tellement épuisée que toute opération se trouvait contre-indiquée; la malade est rentrée dans sa famille.

La deuxième était dans des conditions favorables sous le rapport de la santé générale; mais le calcul était engagé dans l'urèthre où il était maintenu par les contractions énergiques de la vessie. Un débridement du canal a suffi pour en opérer l'extraction. Ce procédé m'a paru préférable à celui de l'écrasement qui eût été plus long et plus douloureux.

La malade a été promptement guérie.

La troisième femme, dont j'ai publié l'observation, présentait un de ces cas extraordinaires qu'on observe de loin en loin. La pierre, de nature phosphatique, s'était formée sur un amas de dents, d'osselets et de cheveux provenant d'un kyste pileux qui s'était ouvert dans la vessie. Tous ces corps et la pierre elle-même ont été extraits avec succès par les procédés de la lithotritie.

4 calculeux (hommes) n'étaient plus dans les conditions qu'exige l'application de la lithotritie. Deux ont été taillés : l'un est guéri et l'autre conserve une fistule. Le troisième a refusé de se soumettre à la taille, qui offrait d'ailleurs peu de chance de succès. Il a succombé à une affection rénale. Le quatrième est en traitement.

Un autre malade avait en même temps une pierre moyenne et une hernie étranglée qu'il fallut opérer immédiatement; cette opération causa la mort. Les dix autres malades opérés par la lithotritie ont été délivrés de la pierre, sans cependant que la guérison soit complète. Dans tous les cas, deux de ces opérés conservent des douleurs et du trouble dans les fonctions de la vessie, provenant des lésions organiques de ce viscère, et contre lesquelles la lithotritie n'a pas plus d'action que la taille.

Les faits nouveaux observés à l'hôpital Necker offrent une particularité remarquable.

Les calculeux forment deux grandes classes. Dans l'une, qui embrasse les deux tiers des cas, les organes conservent leurs dispositions naturelles. Ce n'est même que de loin en loin, et surtout à la suite des exercices du corps, que la pierre provoque quelques troubles fonctionnels qui cessent par le repos. Ici la pierre formant à elle seule toute la maladie, il suffit de la détruire ou de l'extraire par les procédés de la chirurgie, pour que le malade obtienne une guérison prompte et complète.

Dans l'autre classe, les pierres de phosphate calcaire ou ammoniaco-magnésien se forment et se développent sous l'influence d'un état morbide de l'appareil urinaire. Il n'est pas rare que cet état persiste après l'opération, qu'il prive le malade du bienfait complet du traitement et même qu'il favorise le développement d'une nouvelle pierre. Ces cas sont en majorité dans le relevé qui précède.

En résumé, de 54 calculeux dont je viens de présenter le tableau, 37 ont été traités par la lithotritie. Dans deux cas, j'ai dû renoncer au traitement : l'un des malades a succombé, l'autre garde la pierre.

Deux des opérés n'ont pas obtenu une guérison complète, parce que la pierre ne formait pas à elle seule toute la maladie ; mais ils ont été très-soulagés. Les autres sont guéris.

Sept ont été soumis à la taille, qui en a sauvé quatre; mais dans deux cas la guérison est incomplète.

Dix n'ont pas été opérés; trois sont morts par les progrès de la maladie, et un à la suite de l'opération de la hernie; un autre continue de vivre avec la pierre. Trois sont en traitement, et seront opérés l'un par la lithotritie et les deux autres par la taille. Dans deux cas l'opération a été ajournée.

Ces faits prouvent de nouveau le danger de conserver longtemps la pierre et l'utilité de la lithotritie lorsqu'on l'applique au début de la maladie.

II

COMPTE RENDU

DES OPÉRATIONS DE LITHOTRITIE PENDANT L'ANNÉE 1861 (1).

Le 28 janvier dernier, je présentais à l'Académie les résultats de mes opérations de lithotritie pendant l'année 1860.

Ces faits pratiques, réunis à ceux dont j'avais déjà publié les détails, prouvent une fois de plus que cette manière de traiter les personnes attaquées de la pierre réussit parfaitement, lorsqu'on observe les véritables principes de l'art et qu'on se renferme dans les limites raisonnables de son application.

Ils paraissent aussi avoir exercé une heureuse influence sur l'esprit des praticiens, surtout en Angleterre. Plusieurs chirurgiens des plus renommés de ce pays, Crampton, sir B. Brodie et autres, ayant étudié l'art de broyer la pierre d'une manière sérieuse, furent bientôt en état de l'appliquer avec sûreté dans la pratique, et ils ont réussi comme tous ceux qui suivent les règles tracées pour cette opération.

Il s'en est trouvé beaucoup d'autres qui ont voulu aussi appliquer cet art nouveau, mais sans études préalables, et en se servant d'instruments imparfaits, de procédés défectueux (2); ils ont été trompés dans les espérances qu'ils avaient conçues, et ce résultat ne saurait surprendre. On comprend, en effet, qu'un

(1) Communiqué à l'Académie des sciences, le 17 février 1862.

(2) La rédaction de la *Gazette des hôpitaux*, en reproduisant ce compte rendu (nº du mardi 25 février 1862), mit à cet endroit la note suivante :

« Cette observation de la part de M. Civiale est un véritable anachronisme, car depuis bien longtemps déjà, l'art de la lithotritie a fait de tels progrès, qu'il est arrivé à être tout à fait usuel; qu'à Paris on compte par douzaines des chirurgiens qui pratiquent la lithotritie avec le plus grand succès, et qu'il n'est pas en France de ville de quelque importance qui n'en compte plusieurs. »

En se faisant l'écho des opinions qui règnent dans la Faculté de Paris, la rédaction de cette feuille a propagé une erreur grave. Que la lithotritie ait fait

opérateur, quelque habile qu'il soit d'ailleurs, qui n'a d'autre guide que des combinaisons théoriques et ce qu'il a observé en assistant à des opérations faites par d'autres chirurgiens, est très-exposé à se méprendre sur ce qu'il convient de faire. Ne suffit-il pas de rappeler que la principale manœuvre de la lithotritie s'effectuant dans un organe profondément situé, les difficultés qui en sont inséparables échappent à l'observateur le plus attentif?

Il n'est donc pas surprenant qu'en Angleterre aussi bien qu'ailleurs on n'ait pas obtenu de succès en procédant de cette manière, que les chirurgiens se soient découragés, et qu'ils soient revenus aux procédés de la taille, auxquels la routine les avait habitués.

Deux publications faites à Londres, il y a peu de temps, me paraissent propres à appuyer ces remarques et surtout à faire ressortir la manière dont chacun procède à l'opération.

D'un côté, sir B. Brodie a communiqué à la Société médico-chirurgicale de Londres les détails de 115 opérations de lithotritie qu'il a pratiquées lui-même avec un grand succès.

D'autre part, un relevé des malades attaqués de la pierre et traités en Angleterre, dans l'espace d'un peu plus de trois ans, établit que sur 467 calculeux on n'en a opéré que 35 par la lithotritie, et qu'on en a sauvé 22 seulement.

Le tableau de mes opérations en 1860, mis en regard de ces faits, a fixé très-sérieusement l'attention des chirurgiens anglais, dont plusieurs sont venus récemment à Paris chercher des instructions et des instruments pour la lithotritie.

C'est surtout par les faits cliniques que sont résolues les ques-

de grands progrès depuis son origine, c'est ce que les adversaires mêmes de cette méthode n'osent plus contester. Mais qu'elle soit tout à fait usuelle et pratiquée avec le plus grand succès par un grand nombre de chirurgiens, tant à Paris que dans les départements, c'est une assertion gratuite, contre laquelle nous ne protesterions pas énergiquement, ainsi que nous l'avons fait et dans la *Gazette des hôpitaux* (2 février 1864) et dans notre opuscule sur la nécessité d'un service pour les calculeux, si l'expérience de tous les jours ne nous avait appris que la lithotritie est très-loin encore d'être exposée et appliquée comme il serait à désirer qu'elle le fût, dans l'enseignement officiel et dans la pratique générale.

tions qui nous occupent; je demande donc à l'Académie la permission de mettre sous ses yeux les résultats nouveaux que j'ai obtenus pendant l'année qui vient de finir.

Dans le cours de cette année, j'ai traité 66 malades qui étaient affectés de la pierre, 52 pour la première fois ; chez les 14 autres le calcul s'était reproduit à la suite de traitements antérieurs.

49 sont de ma pratique particulière.

17, dont deux femmes, ont été traités à l'hôpital : c'est un de moins qu'en 1860 ; mais je n'ai pas compris dans cette liste, deux hommes qu'on avait opérés par la lithotritie dans un autre hôpital et qui n'étaient pas guéris lorsqu'ils ont été admis dans mon service, où leur position a été améliorée.

61 de ces malades ont été opérés :

51 par la lithotritie; l'opération a réussi dans 49 cas.

10 ont été taillés ; 4 sont morts, 6 ont guéri.

5 n'ont pas été opérés parce que le calcul était trop gros et que les organes avaient trop souffert : 2 de ces malades sont morts et 3 continuent de vivre.

Ainsi, tous ceux qui sont affectés de la pierre ne se présentent point dans des conditions également favorables au traitement.

31 des plus heureusement placés, chez lesquels une petite pierre formait à elle seule toute la maladie, ont obtenu une guérison prompte et facile. Pour les calculeux de cette classe, la lithotritie a atteint une grande perfection. Au double point de vue du diagnostic et du traitement, elle peut être présentée aujourd'hui comme l'un des procédés les mieux réglés de la chirurgie ; on est certain du succès, si l'opération est faite en temps utile.

35 des nouveaux opérés n'ont pas eu cette prudence ; ayant gardé la pierre trop longtemps, il s'est formé dans les organes des états morbides que tous les praticiens connaissent, et qui agissent à des degrés divers sur l'exécution et le résultat de l'opération. Ces cas forment plusieurs catégories.

La première comprend ceux, en grand nombre, dans lesquels la perversion de la sensibilité et les désordres fonctionnels des organes urinaires forment la complication principale. La lithotritie est généralement possible alors, facile même, lorsque la pierre est petite ; mais les organes, déjà fatigués, épuisés, supportent difficilement la manœuvre, et le traitement exige des soins particuliers que j'ai fait connaître, et auxquels on doit rapporter finalement les résultats favorables qu'on obtient.

Dans la deuxième catégorie, on trouve une pierre dure et volumineuse dans un organe dont la capacité normale, souvent réduite, est déformée par des tumeurs nées de son col ou de sa face interne.

La première et la principale difficulté porte sur le diagnostic. Il ne s'agit pas ici de constater la lésion morbide, il faut en déterminer l'étendue et le développement avec d'autant plus de précision que chez ces malades un degré de plus ou un degré de moins, tant pour le volume de la pierre que pour la gravité de la complication, fait que la nouvelle méthode est encore possible ou qu'elle doit être écartée. Si elle est possible, l'application en est difficile, douloureuse. Quelques opérés sont soulagés, mais non entièrement guéris; ils conservent des troubles fonctionnels provenant de la lésion organique, ce qu'on observe, du reste, dans toutes les méthodes de traitement.

Lorsque la pierre est très-volumineuse et les lésions très-développées, l'espace manque pour exécuter dans la vessie les mouvements que la lithotritie exige; la manœuvre devient très-incertaine, et l'opérateur n'a d'autre guide que ses sensations tactiles.

La nouvelle méthode ne doit être appliquée dans ces circonstances qu'avec une grande réserve; voilà pourquoi j'ai soumis à la cystotomie à peu près le quart des calculeux qui ont réclamé mes soins. C'est, en effet, aujourd'hui la part qui est faite à cette opération. Les trois quarts des malades peuvent être utilement opérés par la lithotritie.

14 des malades dont je viens de présenter le tableau avaient été attaqués de la pierre à des époques plus ou moins éloignées, et ils avaient été opérés soit par la taille, soit par la lithotritie.

En ce qui concerne la formation des nouveaux calculs et les applications de la lithotritie, ces faits offrent un grand intérêt. Je me propose de les réunir plus tard et d'en présenter le résumé à l'Académie.

10 malades ont été opérés par la taille, les uns par nécessité,

tout autre moyen se trouvant contre-indiqué, et les autres par préférence (1).

On sait que les deux méthodes de traiter ceux qui souffrent de la pierre ont chacune leurs exigences propres. Ainsi, des calculeux chez lesquels la lithotritie est difficile ou impossible deviennent des cas de choix pour la taille, les enfants, par exemple.

5 de mes opérés par la cystotomie avaient en même temps de grosses pierres et des tumeurs dans la vessie. Ces dernières sont plus gênantes pour la manœuvre de la lithotritie que pour la taille; le volume extraordinaire du calcul m'a obligé de recourir à l'ancienne méthode chez deux de ces malades. L'un, âgé de soixante-dix ans, avait une pierre si grosse qu'il eût été impossible de l'extraire si je n'avais pas réussi à la briser avec des tenettes.

Chez le dernier opéré, j'aurais observé des difficultés semblables, sans l'emploi d'un casse-pierre spécial que j'ai fait construire pour ces éventualités.

L'année dernière, j'eus à signaler un de ces événements rares dans lesquels des tumeurs, des kystes formés dans la cavité abdominale, contractent avec les parois de la vessie des adhérences telles qu'il s'établit une communication entre la cavité vésicale et ces kystes. De là des corps de nature très-diverse trouvés dans la vessie, formant le noyau de calculs urinaires. J'eus donc à extraire de la vessie d'une femme une masse de cheveux, des osselets et des dents. Les détails de ce fait intéressant ont été publiés dans le *Bulletin de l'Académie de médecine* pour l'année 1860, p. 731 (2).

(1) Deux malades de l'hôpital ont été taillés dans une maison voisine, à cause d'une épidémie d'érysipèle qui existait alors dans nos salles.

(2) L'histoire de ces productions, de leur développement, des adhérences qu'elles contractent avec les organes voisins, est pleine d'anomalies dont on se rend difficilement compte. On ne comprend pas davantage la présence dans leurs cavités des corps étrangers qu'on y découvre, mais ces faits sont constatés par les autopsies.

Les dents irrégulières et en quelque sorte contournées que j'ai extraites ne ressemblent pas à celles qu'on aurait ramassées et introduites par l'urèthre. Il en est de même des cheveux qui semblent appartenir au fœtus, et des osselets tellement irréguliers aussi qu'on ne saurait dire à quelle série ils ont appartenu.

J'ai observé cette année à l'hôpital un cas moins rare, mais qui offre aussi de l'intérêt, surtout au point de vue de la lithotritie.

Une jeune femme, qui avait été traitée à l'Hôtel-Dieu, fut reçue à l'hôpital Necker présentant quelques uns des signes rationnels de la pierre; celle-ci fut en effet constatée, et quelques jours après je commençai le traitement.

La première pierre saisie avec un lithoclaste spécial était peu volumineuse; j'en fis immédiatement l'extraction; il suffisait de la voir pour reconnaître que cette femme l'avait introduite par l'urèthre dans la cavité vésicale. Je ne tins pas compte de la supercherie, et j'ai retiré de la vessie de cette femme les cailloux que je mets sous les yeux de l'Académie.

L'extraction de plusieurs d'entre eux a été fort douloureuse, surtout parce qu'ils s'étaient mal placés entre les branches de l'instrument; mais tous ont été saisis avec une facilité et une promptitude qui étonnaient les assistants. On ne pouvait pas trouver un fait qui mît plus en évidence les ressources de l'art nouveau pour saisir dans la vessie les petits corps étrangers.

Les faits qui précèdent, réunis à ceux que j'ai recueillis en 1860, font un total de 120 calculeux : 115 hommes et 5 femmes.

88 ont été opérés par la lithotritie : 3 sont morts, 79 sont guéris, 6 conservent des troubles fonctionnels qui ne dépendent ni de la pierre ni de l'opération.

17 ont été opérés par la taille: 8 sont guéris, 2 conservent des fistules, 7 sont morts.

15 n'ont pas subi d'opération : 6 sont morts, 9 continuent de vivre.

III

COMPTE RENDU

DU TRAITEMENT DES CALCULEUX PENDANT L'ANNÉE 1862 (1).

Dans le courant de l'année qui vient de finir, j'ai traité 69 personnes attaquées de la pierre : 66 hommes, 2 femmes et 1 enfant ;

45 dans ma pratique particulière et 244 à l'hôpital.

61 avaient la pierre pour la première fois ; 8 avaient déjà subi des traitements pour cette affection.

58 de ces malades ont été opérés :

45 par la lithotritie, qui a réussi dans 44 cas ; il y a 8 guérisons incomplètes (2) ;

10 par la taille ordinaire, qui en a guéri trois et soulagé deux ; 5 sont morts.

3 ont été opérés par la combinaison de la taille et de la lithotritie ; 2 sont guéris ; il reste au troisième une incontinence d'urine.

11 n'ont pas subi d'opération.

I. *Malades opérés par la lithotritie.* — Les divisions précédemment établies au sujet des calculeux opérés sont applicables aux cas dont je viens de présenter le tableau.

Dans ceux de la première série, au nombre de 20, qui sont les plus heureusement placés, le diagnostic et la thérapeutique présentent toute la précision et la sûreté désirables ; pour les

(1) Communiqué à l'Académie des sciences, le 19 janvier 1863.

(2) Cette portion considérable de guérisons incomplètes est accidentelle et provient des complications de l'affection calculeuse.

Il en est de même des résultats de la taille : ici, la mortalité est trois fois plus grande qu'elle n'est ordinairement. C'est à tort que des chirurgiens anglais ont prétendu tirer de ces faits une règle de proportion. J'aurai occasion de revenir sur ce sujet.

besoins de l'un et de l'autre, l'art est en possession de moyens éprouvés, les règles de la manœuvre sont nettement tracées. Le succès de l'opération est d'autant plus facile que la pierre est plus petite.

On obtient des succès analogues chez les calculeux d'une autre classe, dont la pierre est également facile à détruire, mais chez lesquels on observe des troubles fonctionnels avec inertie, catarrhe de la vessie, et dépérissement de la santé générale.

Ces calculeux, qu'on redoutait de traiter par la lithotritie, il y a quelques années, guérissent presque tous aujourd'hui, au moyen de précautions dont l'expérience a prouvé l'utilité.

Toute pierre qui séjourne dans le corps de l'homme grossit et produit des désordres toujours nuisibles au traitement: ce sont les cas graves et les cas compliqués, dans plusieurs desquels l'art de broyer la pierre est encore applicable; mais ses applications offrent des difficultés qui proviennent, les unes du volume et du nombre des pierres, et les autres des lésions organiques de la vessie et de ses annexes.

Trois de ces malades avaient de grosses pierres; le traitement a réussi, mais le calcul remplissait la vessie et l'espace manquait pour la manœuvre; celle-ci a été difficile et douloureuse.

Sept autres avaient des pierres multiples dont la destruction a exigé un long traitement; cependant les opérés ont obtenu une guérison complète. Il n'en a pas été ainsi des malades chez lesquels se trouvaient réunies de grosses pierres et des lésions organiques; les difficultés sont doubles alors et d'autant plus embarrassantes pour l'opérateur, que le volume et le nombre des calculs, la nature et le développement des productions morbides, le mode et l'étendue de la déformation qu'a subie la cavité dans laquelle il doit agir, lui sont presque entièrement inconnus avant de commencer l'opération.

En de telles circonstances, il serait préférable de recourir à la taille; mais elle n'est pas toujours acceptée par les malades; elle a d'ailleurs ses difficultés propres et ses dangers. La lithotritie offrant plus de chance de guérison, c'est un devoir pour le chirurgien de l'appliquer sans se dissimuler que presque toujours il est réduit à procéder sans règles et sans autre guide que ses sensations tactiles, à la recherche des calculs entiers ou fragmentés, au milieu des tumeurs et des touffes fongueuses qui remplissent la vessie. D'après cela, on se rend facilement compte des difficultés de la manœuvre et de l'incertitude du résulat.

Dans ces cas exceptionnels, la lithotritie est une ressource plutôt qu'une méthode rationnelle. Alors même qu'on réussit à détruire la pierre, il n'est pas rare d'observer, après le traitement, des troubles fonctionnels, des incommodités, de véritables douleurs, que je désigne sous le nom de guérisons incomplètes, et qui ne doivent être confondues, ni avec les accidents produits par les éclats de pierre restés dans la vessie, ni avec certains désordres que les manœuvres opératoires, celles de la taille spécialement, peuvent occasionner.

Ces effets d'ailleurs ne sauraient surprendre, puisque la guérison des calculeux traités par les procédés chirurgicaux ne peut être complète en général que dans la série des cas simples où la pierre forme toute la maladie, et occasionne à elle seule tous les désordres.

Dans les cas graves et compliqués, la pierre ne forme, au contraire, qu'une partie de l'état morbide, et ce n'est pas la plus importante. Or, comme l'opération ne détruit que la pierre, les opérés conservent forcément la part de désordres dont je viens d'indiquer la source.

Deux de mes opérés, l'un par la taille, l'autre par la lithotritie, ont conservé des besoins trop fréquents d'uriner, parce que la vessie n'a pas recouvré sa capacité normale que la pierre lui avait fait perdre.

Trois autres, traités par la lithotritie pour des calculs moyens et friables, n'ont plus de pierre, mais l'inertie et le catarrhe de la vessie, qui avaient précédé la formation du corps étranger, n'ont pas entièrement cessé.

Trois malades opérés, un par la taille et deux par la lithotritie, qui avaient en même temps la pierre et des tumeurs dans la vessie, sont délivrés de la première; mais les tumeurs subsistent et produisent, suivant leur situation, leur nature et leur volume, de l'agacement, des difficultés d'uriner et même des douleurs presque continues.

Ces désordres à la suite des traitements par l'une ou par l'autre méthode sont regrettables assurément; mais ce n'est ni à l'art ni au chirurgien qu'on peut reprocher, ainsi que l'ont fait quelques malades, de n'avoir pas obtenu le bienfait complet de l'opération. La faute en est au médecin et surtout au malade lui-même qui n'a pas eu la prudence de se faire opérer en temps opportun, et avant que la pierre ait grossi et produit dans les organes ces mêmes désordres qui rendent la guérison incomplète.

On a dit que les calculeux peuvent ignorer la cause de leurs premières souffrances : cela est vrai, mais c'est rare; d'ailleurs, si la méprise est possible à celui qui souffre, le médecin peut facilement l'éviter : c'est même pour lui un devoir de recourir aux moyens d'exploration dont l'art dispose aujourd'hui, afin d'être à l'abri de tout reproche.

Aussi longtemps que la taille fut la seule ressource des personnes attaquées de la pierre, les praticiens les plus éclairés ne conseillaient cette opération aux adultes, et surtout aux vieillards, que lorsque la vie était menacée et que les douleurs rendaient l'existence insupportable; c'était pour eux le moment d'affronter les dangers de la cystotomie.

Cette règle n'est pas celle qu'on doit suivre à l'égard de la lithotritie; il est même formellement prescrit de recourir à cette méthode au début de la maladie, avant qu'il existe des lésions organiques, pendant que le calculeux se trouve encore dans la catégorie des cas simples que je viens d'indiquer, et dans laquelle l'opération est toujours facile, sans violence sur les organes. Dans ces cas, lorsque la pierre est détruite, toute souffrance cesse, la santé renaît et se soutient.

En procédant à l'égard de la lithotritie comme on le fait pour la taille, d'après l'ancienne règle, le médecin manque de prudence. Sans doute il épargne au malade l'effroi d'un mal qu'il redoute; il ne porte pas l'alarme dans sa famille; mais il laisse prendre à la maladie un développement tel, qu'un moment arrive où l'art peut soulager, mais ne guérit point.

Je citerai un exemple remarquable observé depuis peu de temps. Un homme éprouve en voyage des douleurs qui se rattachent à la pierre et qui l'obligent de s'arrêter; bientôt elles cessent, comme à l'ordinaire, par le repos et quelques moyens sédatifs.

De nouveaux accidents se produisent ensuite à des intervalles plus ou moins éloignés; ils sont combattus de la même manière et avec le même succès.

Enfin l'état du malade s'aggrave, sa vie paraît menacée, on réunit en consultation les praticiens les plus célèbres d'une grande cité; ils constatent la nature du mal, et ils conseillent l'opération de la lithotritie.

Mais le moment opportun est passé : attaquer une masse pierreuse dans une vessie saignante, catarrhale, ratatinée et déformée par des lésions organiques, est toujours une entreprise pleine de difficultés et de périls. On a réussi cependant à morceler la pierre et à extraire ses débris; mais les lésions organiques de la vessie subsistent, et avec elles les désordres fonctionnels qui s'y rattachent.

Ce traitement long et douloureux, qui laisse l'opéré dans un état de malaise et d'inquiétude, eût été, au début de la maladie, facile et de peu de durée; le malade aurait recouvré immédiatement le libre exercice de ses fonctions, et il se serait épargné deux ans de souffrances (1).

Une question importante, qu'on néglige cependant, est celle de la récidive de l'affection calculeuse.

Huit des malades du tableau qui précède avaient été traités pour la pierre à des époques plus ou moins éloignées de celle du dernier traitement. Celui-ci a réussi dans tous les cas; après l'extraction des derniers débris du corps étranger, la guérison a été complète, et elle se soutient; mais il est probable qu'il se formera de nouveaux calculs, dans un espace de temps qu'on peut déterminer approximativement.

Au point de vue de la récidive, les calculeux forment deux grandes classes.

1° Dans la première se trouvent les pierres d'acide urique et ses composés d'oxalate calcaire et de cystine.

Si la pierre s'est développée lentement et sans produire de

(1) Si, dans les premières positions de la société un malade peut être exposé à ce qu'on méconnaisse ou qu'on lui cache son mal jusqu'à ce que les désordres compromettent son existence, à quoi ne sont pas exposés les calculeux moins favorablement placés? Il y a un chapitre à faire sur les devoirs que la lithotritie impose aux médecins lorsqu'il s'agit de déterminer la cause des souffrances vésicales.

fortes douleurs, si, d'autre part, le malade a obtenu par l'opération une guérison prompte et complète, on est à peu près assuré que la guérison se soutiendra.

Lorsqu'au contraire les dépôts urinaires sont abondants et persistent sous forme de matière amorphe, de cristaux ou de graviers rendus avec l'urine, on ne peut guère espérer que l'extraction de la pierre, par l'une ou l'autre méthode, les fera cesser immédiatement, et qu'un organe qui aura produit, pendant des années, des masses de dépôts uriques en excès dans l'urine ne continuera pas à fonctionner de la même manière après l'opération. Aussi n'est-il pas rare que les malades soient opérés plusieurs fois, même à de courts intervalles; et le nombre en serait plus grand encore si les opérés ne finissaient pas par succomber.

La reproduction des calculs d'oxalate calcaire est rare, et je n'en ai pas observé pour ceux de cystine.

2° Ce sont les concrétions de phosphate calcaire et ammoniaco-magnésien qui se reproduisent le plus fréquemment, et avec d'autant plus de promptitude qu'il existe des productions morbides dans l'appareil urinaire.

Après une opération de taille ou de lithotritie et sous l'influence d'un catarrhe vésical qui subsiste, on voit apparaître des masses de dépôts terreux dans l'urine; mais, le plus souvent, cette matière amorphe s'agglomère dans la vessie et forme en peu de jours des pierres poreuses, grises, sans consistance, qu'on détruit avec facilité, mais qui se reproduisent avec la même promptitude. Ces cas sont très-nombreux et présentent un grand intérêt au double point de vue de la pratique de l'art et de la formation des calculs vésicaux.

Du reste, ces reproductions ne sauraient surprendre, puisque le traitement chirurgical employé dans ces cas n'a d'action directe que sur la pierre, et que les organes qui la retiennent sont, après l'opération, ce qu'ils étaient avant.

II. *Malades opérés par la cystotomie.* — L'un de ces malades, âgé de trois ans et demi, avait une pierre d'acide urique à structure lamellée, très-compacte, de 3 centimètres de long, de 2 centimètres et demi de large et de 2 centimètres d'épaisseur. La vessie se contractait avec tant de force, que chaque émission d'urine était accompagnée de la chute du rectum et de douleurs tellement vives, que l'existence de l'enfant devenait insupportable.

Cette pierre ne devait pas être attaquée par les procédés de la lithotritie : je dirai à l'Académie les motifs qui m'ont déterminé à ne pas céder au vœu des parents, qui désiraient que leur fils fût opéré par la nouvelle méthode.

L'art de broyer la pierre n'est pas appliqué aux enfants d'une manière aussi générale qu'aux autres époques de la vie. J'ai fait connaître ailleurs les causes de cette différence (*Traité de la lithotritie*). Je noterai les trois principales :

1° Avec le petit instrument dont il faut se servir chez les enfants, on ne peut morceler qu'une très-petite quantité de pierre à chaque séance, ce qui prolonge la durée du traitement;

2° Lorsque la vessie est inerte, les fragments calculeux ne sont pas expulsés, il faut les extraire par les procédés de l'art; le petit diamètre du canal rend cette manœuvre longue et difficile;

3° L'urèthre de l'homme n'est pas également large et dilatable dans toute sa longueur. Chez les enfants en particulier, le col de la vessie et la partie profonde de l'urèthre peuvent se dilater considérablement et admettre des calculs entiers ou fragmentés qui seront arrêtés dans le canal, ce qui constitue un accident grave par ses effets immédiats et surtout parce qu'il devient la source des plus grands désordres.

Il est prescrit de n'appliquer la lithotritie aux enfants très-jeunes, c'est-à-dire de deux à sept ans, que lorsque la pierre peut être détruite en une ou deux séances. A ces conditions la méthode réussit parfaitement, tandis que chercher à détruire une grosse pierre dans ces circonstances, c'est s'exposer aux plus graves mécomptes. La question capitale est de savoir où il faut s'arrêter dans l'application de la nouvelle méthode. Cette question a paru embarrasser quelques chirurgiens; cependant, elle peut être résolue avec autant de facilité que de certitude : il suffit de suivre les préceptes de l'art.

Lorsqu'un enfant qu'on croit calculeux se présente, le chirurgien reconnaît la pierre. Afin d'en déterminer le volume et la configuration, il remplace la sonde par un lithoclaste avec lequel il s'assure en même temps que la vessie n'en contient pas d'autres.

Si le calcul est petit, il l'écrase sans désemparer, puis il saisit les éclats et les brise jusqu'à ce qu'ils soient réduits en poudre. Le lendemain, avec le même instrument, il s'assure que la vessie est entièrement débarrassé; et ce qui ne devait être qu'un complément d'exploration préalable devient une opération définitive. Le malade est guéri. Je rappellerai, à ce sujet, un cas remarquable.

Chez un petit malade, la cystotomie m'avait paru indiquée; les médecins consultants et la famille paraissaient la désirer. Tout était préparé pour l'opération. En introduisant le cathéter, je trouvai la pierre au col de la vessie. Je quittai le cathéter pour prendre un petit lithoclaste; la pierre, repoussée dans la cavité vésicale, fut saisie et brisée instantanément. La guérison fut immédiate. On connaît divers cas semblables.

La pierre saisie par le lithoclaste est-elle assez volumineuse pour exiger un long traitement et un grand nombre d'opérations? Au lieu de l'attaquer et de chercher à la morceler, on la lâche, on retire l'instrument et l'on procède à la taille immédiatement, ce qui est préférable, ou le jour suivant, mais sans différer davantage.

Six des malades taillés avaient de grosses pierres dont l'extraction aurait présenté de grandes difficultés, sans un appareil particulier dont j'indiquai l'emploi à l'Académie dans mon dernier compte rendu, et qui m'a été très-utile dans ces circonstances.

III. *Combinaison de la taille et de la lithotritie.* — Trois malades ont été opérés par un procédé qui consiste à ouvrir la partie membraneuse de l'urèthre par une incision périnéale, et à porter par cette voie et le col vésical non divisé les instruments propres à pulvériser les pierres vésicales et à en faire l'extraction en une séance.

Le principal élément de succès de cette méthode est dans la dilatabilité du col de la vessie et de la partie profonde de l'urèthre, dilatabilité très-commune chez les jeunes malades. Cette disposition, nuisible à la lithotritie en ce qu'elle favorise l'arrêt des fragments dans le canal, facilite l'extraction de la pierre dans la cystotomie. Elle fait la base de la combinaison que je viens d'indiquer et qui n'est pas nouvelle. En 1828, j'en débattais les avantages contre Dupuytren, qui la repoussait. (Voir ma IVe *Lettre* et mon *Traité de la lithotritie*, p. 456 et suiv.)

Depuis cette époque, je l'ai souvent employée chez les enfants calculeux et dans les cas de contractilité exagérée de la vessie, et j'ai obtenu de beaux résultats (1).

IV. *Malades chez lesquels le traitement a été ajourné ou jugé impossible.* — Ces cas, au nombre de onze, forment plusieurs catégories (2) :

Deux hommes, épuisés par l'âge et les souffrances, étaient arrivés au plus haut degré de dépérissement. L'art ne pouvait intervenir que par l'emploi de quelques moyens propres à rendre plus supportables les derniers moments de la vie.

Un autre, déjà indiqué dans les précédents comptes rendus, continue de vivre avec une grossse pierre et des lésions organiques dans la vessie. La lithotritie est impossible. Je détourne ce malade, dont l'existence est très-supportable, de recourir à la taille; la réussite diminuerait peu ses souffrances, et l'opération pourrait causer la mort.

Un quatrième porte depuis longues années une grosse pierre qui cause aussi peu de douleur. Les fonctions en général sont à peine troublées, grâce aux précautions qui sont prescrites et rigoureusement observées.

Il n'est pas absolument rare de voir des calculeux dont les organes s'habituent, pour ainsi dire, au contact de la pierre, surtout lorsqu'elle se développe très-lentement. Souvent alors il n'y a ni catarrhe vésical, ni trouble dans la miction. Il ne faut

(1) En réunissant ces faits cliniques, les chirurgiens reconnaîtront peut-être l'utilité de porter leurs regards en arrière et de s'assurer si le procédé de taille des anciens, connu sous le nom de *petit appareil*, avec les nouvelles ressources de l'art pour morceler les grosses pierres, ne réussirait pas plus sûrement que la méthode actuellement en usage.

(2) Dans le compte rendu de 1863-1864, j'ai indiqué d'une manière très-sommaire les motifs qui me déterminent à différer l'opération et à y renoncer au besoin.

pas perdre ces malades de vue; une opération peut devenir nécessaire au moment où l'on s'y attend le moins, mais il serait au moins imprudent de troubler par anticipation le calme dont ils jouissent.

J'ai ajourné le traitement pour la pierre chez deux malades attaqués en même temps, l'un d'une lésion grave des téguments, l'autre de désordres dans les fonctions rénales.

Dans cinq cas ce sont les malades eux-mêmes qui ont voulu différer l'opération en disant qu'ils ne souffraient pas assez pour s'y soumettre.

Deux d'entre eux cherchent même à se persuader qu'ils n'ont pas la pierre, et ils attribuent à des causes sans portée les dérangements qu'ils éprouvent. Jamais la peur ne fut une conseillère plus perfide.

A l'égard de la lithotritie, on ne saurait trop se hâter de recourir à l'opération.

Tout retard aggrave la position du malade, augmente les difficultés et les douleurs de la manœuvre, diminue les chances de succès et prolonge la vie de souffrances à laquelle les calculeux se condamnent en gardant leur pierre.

IV

COMPTE RENDU

DU TRAITEMENT DES CALCULEUX PENDANT LES ANNÉES 1863-1864 (1).

Le nombre des calculeux que j'ai traités en 1863 et 1864 est de 122 : 49 à l'hôpital et 73 dans ma pratique particulière; 7 femmes et 115 hommes, dont 65 de dix à soixante ans; 50 au-dessus de soixante ans et 10 au-dessous de dix ans.

Sur 99 opérés, 90 ont été soumis à la lithotritie et 9 à la taille.

Le chiffre des non-opérés est de 23 (2).

Comme les résultats du traitement par la lithotritie diffèrent selon les circonstances, je dois signaler les principales variétés de cas.

I. **Cas simples.** — *Première série.* — Un calcul petit ou moyen forme à lui seul toute la maladie. Il irrite la vessie et trouble momentanément ses fonctions, sans altérer les tissus. Dans ces conditions, l'opération est peu douloureuse et facile

(1) Communiqué à l'Académie des sciences, le 22 mai 1865.

(2) On remarquera dans ce relevé, comme dans les précédents, que le chiffre des opérés n'est pas égal à celui des malades énumérés. Nous n'opérons pas, en effet, tous les calculeux indistinctement.

Lorsque les douleurs sont incessantes, cruelles, semblables à celles qui ont été si vivement décrites par Montaigne, l'opération est urgente; il n'y a d'autre chance de salut que l'extraction immédiate de la pierre. Il faut donc opérer, que les conditions soient favorables ou non.

Mais ces atroces souffrances produites par les contractions exagérées de la vessie ne s'observent que dans les cas rares. En général, le calculeux ne présente que des troubles fonctionnels vagues ; il souffre plus ou moins en finissant d'uriner; mais les douleurs qu'il ressent ne sont pas proprement celles de la pierre, et l'on parvient le plus souvent à les calmer par un traitement médical qui améliore aussi l'état général.

Le plus communément, la vessie est inerte, elle ne se vide pas complète-

à tout âge. Je compte, parmi mes derniers opérés, un enfant de quatre ans et un vieillard de quatre-vingt-trois ans.

Pour les calculeux de cette classe, l'art est en possession de moyens éprouvés.

Les cas dont il s'agit constituent particulièrement la sphère d'action de la lithotritie. Il suffit de les énoncer. « Il serait superflu, dit sir B. Brodie, d'entrer dans des détails pratiques, puisque l'opération n'a pas de mauvaises conséquences et que la guérison est complète et se soutient. »

Deuxième série. — Les résultats sont aussi favorables dans tous les cas où la pierre est petite et facile à détruire, lors même qu'un catarrhe de la vessie a profondément troublé la santé générale. Les calculeux qui se trouvent dans ces conditions sont heureusement traités par la lithotritie, moyennant des précautions indispensables qui assurent le succès du traitement.

Mais les difficultés augmentent avec les progrès de la maladie; et hormis les cas simples, les applications de la méthode perdent à la fois de leur régularité et de leur importance.

Sans doute on peut broyer une grosse pierre, surtout lorsque la vessie est encore saine. Mais comme l'espace diminue en raison du volume de la pierre, la manœuvre est gênée, douloureuse, et la guérison ne s'obtient que par un long traitement.

Quand un calculeux ne se fait pas opérer en temps utile, non-

ment; les parois vésicales ne s'appliquent point sur le corps étranger. Point de douleurs locales excessives. Cependant, les fonctions se troublent, les forces baissent et l'embonpoint disparaît. Dans ces cas insidieux, l'extraction de la pierre est rarement un moyen utile ; loin de suspendre les désordres, l'opération ne fait qu'abréger la vie de l'opéré.

Cependant, dans les cas de cette espèce, un traitement judicieux peut produire à la longue une amélioration telle qu'une opération devienne possible, particulièrement la lithotritie. J'ai obtenu de la temporisation les plus heureux résultats.

En ajournant l'opération, pour les calculeux qui ne sont pas en proie à des douleurs intolérables, je n'ai fait que suivre les maîtres de l'art. Scarpa renvoyait de l'hôpital de Pavie les calculeux qui ne souffraient pas assez pour être taillés. On sait que des cystotomistes célèbres avaient coutume de dire à certains calculeux : « Votre pierre n'est pas encore mûre. » Ces exemples ne doivent pas être perdus.

seulement la pierre grossit, mais elle produit en grossissant des désordres qui deviennent des obstacles graves à l'application de la lithotritie.

II. **Cas compliqués.** — Dans les cas de cette espèce, ce n'est pas la pierre qui constitue l'élément essentiel de la maladie ; ce sont les troubles fonctionnels généraux qui attirent l'attention du chirurgien.

J'ai insisté, dans mes précédents comptes rendus, sur les complications de ce genre. Je me propose dans celui-ci de présenter quelques remarques pratiques sur les coarctations uréthrales.

Des rétrécissements de l'urèthre chez les calculeux.

La coexistence des rétrécissements uréthraux et de la pierre dans la vessie n'est pas rare. Cette coexistence doit nous préoccuper ici par rapport au traitement des calculeux par la lithotritie.

A l'état normal, les instruments lithotriteurs pénètrent aisément dans la vessie par les voies naturelles. Mais sous l'influence d'un état morbide, des obstacles se présentent, dont les principaux sont les coarctations de l'urèthre, si communes chez l'homme, et d'autant plus dignes de fixer l'attention du praticien, qu'on n'a pas encore trouvé le moyen de les guérir radicalement.

La dilatation est la méthode la plus ancienne et la plus généralement employée contre les rétrécissements de l'urèthre ; mais elle est insuffisante.

On a cru un moment que la cautérisation serait une ressource plus efficace. Il y a cinquante ans, Percy soutenait dans cette enceinte les efforts de deux chirurgiens qui cherchaient à répandre cette méthode, ou plutôt à la remettre en honneur, car on sait que le roi Henri IV fut traité par la cautérisation. Dans les deux rapports qu'il présenta à l'Académie sur cette question, Percy fit ses réserves, non sans raison : la méthode de la cautérisation est aujourd'hui à peu près abandonnée.

Depuis 1824, je traite les rétrécissements uréthraux par une opération connue sous la dénomination de *débridement du méat urinaire ;* mais l'action de l'instrument dont je me sers (1) ne s'étend pas au delà de 4 centimètres de l'orifice uréthral.

Pour les rétrécissements plus profonds, nous n'avions que des ressources insuffisantes, lorsque M. Reybard, de regrettable mémoire, proposa une opération qui devait écarter définitivement les derniers obstacles que l'urèthre rétréci opposait à la lithotritie.

Le procédé de M. Reybard, dont l'Académie de médecine a récompensé les travaux, consiste à inciser les rétrécissements fibreux profondément situés.

Bien que cette opération ait ouvert des voies nouvelles à la thérapeutique, elle n'a pas reçu un accueil empressé. Des chirurgiens très-habiles l'ont même rejetée. Leur opposition tient à deux causes principales :

1° En général, les premières applications d'une méthode ou d'un procédé opératoire laissent beaucoup à désirer. L'ouvrage de M. Reybard en est la preuve : instruments défectueux, procédés irréguliers, applications hasardées, accidents formidables, quelques succès, on y trouve de tout cela. C'est sur ces premiers essais qu'a été jugée la méthode des *grandes incisions uréthrales.*

Mais il y a dans le travail du chirurgien de Lyon une idée neuve. M. Reybard a démontré expérimentalement que, même dans les circonstances défavorables où il se trouvait, son procédé opératoire peut être appliqué et donner des résultats qu'il serait impossible d'obtenir autrement.

Nous avons cherché, sans prévention ni enthousiasme, à régler les applications de cette méthode, en nous attachant à perfectionner les instruments et les procédés, de manière à satisfaire aux nécessités de la pratique, et sans exposer les opérés à des dangers qu'on croyait inévitables (2).

2° Signalons d'autres obstacles plus sérieux à la propagation de l'uréthrotomie profonde. Cette méthode appartient, ainsi que la lithotritie, à ce groupe d'opérations nouvelles qui constituent la chirurgie interne des voies urinaires, et qui diffèrent essentiellement de celles qu'on pratique sur les autres régions du corps.

(1) *De la lithotritie*, 1827, in-8°, pl. III.

(2) Voyez mon *Traité pratique* (3e édit.), t. I, chap. *De l'uréthrotomie interne.*

Dans ces dernières opérations, le chirurgien mesure de l'œil le siége et l'étendue du mal ; il sait quels points il faut atteindre ou respecter, et il choisit en conséquence la manœuvre opératoire.

Quand il s'agit d'opérer dans l'intérieur des organes, la vue ne fournit que des notions confuses. Pour se reconnaître dans la vessie, par exemple, le chirurgien n'a qu'un long instrument, qu'il tient du bout des doigts, et dont l'extrémité libre, explorant la cavité vésicale, doit lui fournir les indications indispensables. C'est à l'aide du toucher médiat, pratiqué de la sorte, qu'il doit établir le diagnostic avant d'exécuter dans cet organe invisible toute une série de mouvements précis et d'une délicatesse extrême.

Telle est l'unique ressource du praticien pour des opérations aussi difficiles que l'uréthrotomie profonde, la lithotritie, l'extraction des corps étrangers accidentellement introduits dans la vessie. C'est par le toucher immédiat qu'il parvient à instituer le traitement et à régler la manœuvre. C'est à l'aide de ce procédé que, dans l'opération de la lithotritie, il découvre et saisit, pour les broyer ou les extraire, les petits calculs et les débris pierreux; et qu'il reconnaît, dans le traitement des fongus, les tumeurs qui naissent du corps de la vessie, de manière à les distinguer, d'après les caractères les plus saillants, et à les extirper, quand il y a lieu, sans léser les tissus sains.

A la face interne de l'urèthre les difficultés sont moindres; mais le toucher médiat est toujours l'unique guide, tant pour le diagnostic que pour le traitement.

Le sens du toucher n'est pas également développé chez tous les hommes ; et le toucher médiat, qui est comme un sens artificiel, n'acquiert toute sa finesse qu'après de longs exercices.

Il n'est pas étonnant que les chirurgiens qui ne comprennent pas la nécessité de ces exercices, ne se soient pas rendu compte des difficultés inhérentes à ces opérations nouvelles ; et il paraît tout simple qu'ils n'aient pas réussi à pratiquer avec succès des manœuvres opératoires qui exigent une grande dextérité.

Mais si le toucher est susceptible d'acquérir, par l'exercice, une précision et une délicatesse qu'on admire dans les arts et jusque dans quelques professions manuelles, pourquoi des chirurgiens, dont les sens ont été suffisamment exercés, ne réussiraient-ils pas à pratiquer, avec aisance et sûreté, des opérations difficiles sans doute, mais dont on ne saurait contester désormais la possibilité?

Des changements utiles ont été opérés dans cette partie de la chirurgie; et je dois signaler, en terminant, la part qui revient à la clinique spéciale des calculeux dans ces divers perfectionnements.

Lorsque le conseil d'administration des hôpitaux de Paris créa, en 1829, un service spécial pour les affections calculeuses, il se proposait à la fois de faire participer les malades indigents aux avantages de la lithotritie, et de propager la connaissance pratique de cette méthode opératoire.

L'institution d'un enseignement clinique régulier était le plus sûr moyen de perfectionner l'art de broyer la pierre et de mettre en évidence les services qu'il peut rendre. Les faits cliniques éclairent les observateurs; ils soulèvent des doutes ou affermissent les convictions; et c'est l'épreuve clinique qui décide de la valeur d'une méthode thérapeutique. Telle est l'utilité d'un service public dans un hôpital.

Aussi est-ce à l'hôpital que nous avons poursuivi pendant des années nos études sur les principales lésions de l'urèthre et de la vessie, et plus particulièrement sur les opérations de la chirurgie interne.

En dehors de la lithotritie, les principales améliorations introduites dans la pratique se rapportent au traitement chirurgical des fongus de la vessie et des fistules urinaires.

La cystotomie elle-même a reçu quelques perfectionnements. Le plus important consiste à briser, au moyen d'instruments appropriés, les pierres trop volumineuses pour passer par l'ouverture pratiquée, soit au périnée, soit à l'hypogastre. J'ai eu déjà l'occasion d'entretenir l'Académie des applications de cette méthode, qui associe les procédés de la lithotritie à ceux de la taille (1).

L'uréthrotomie interne enfin a trouvé un refuge à l'hôpital Necker, où ses applications ont été régularisées de telle sorte,

(1) Compte rendu de 1862-63.

qu'elle constitue désormais une méthode sûre de traitement pour les coarctations profondes de l'urèthre (1).

En résumé, voici trente-cinq ans que la clinique spéciale de l'hôpital Necker existe. Ses commencements furent difficiles : nous n'avions d'abord que douze lits. Bien des obstacles ont été successivement écartés. Le service régulier, tel qu'il fonctionne aujourd'hui, date à peine de dix ans. Si l'on considère le nombre des malades traités et les résultats obtenus, on reconnaîtra que l'institution a rempli les vues des fondateurs, par son caractère d'utilité publique et par son influence sur les progrès de l'art. Quatre des principales méthodes de la chirurgie moderne ont reçu dans ce service spécial la consécration de l'expérience.

(1) Depuis 1840, j'ai souvent opéré par l'uréthotromie interne d'arrière en avant les rétrécissements fibreux, noueux, non dilatables ou élastiques, sans tenir exactement note de ces faits. En 1862 seulement, et pour satisfaire aux désirs de quelques jeunes confrères, j'ai fait faire un relevé des malades opérés dans mon service par l'uréthrotomie interne.

Les cas se distribuent ainsi : 1862, 31 ; 1863, 30 ; 1864, 40 ; soit un total de 101 opérations pour trois ans.

Je puis compter autant de cas semblables dans ma pratique particulière. En réduisant les uns et les autres à une moyenne de 50 par an, on arriverait à un chiffre au-dessus de 1000.

J'ai indiqué ailleurs (*Traité pratique*, 3e édit., t. I, p. 456) les procédés de cette opération, les accidents possibles, leurs causes, et la manière de les prévenir et de les traiter. Je me bornerai à remarquer ici que, dans les faits recueillis en dernier lieu, les accidents sont moins fréquents et surtout moins graves. Nous faisons aujourd'hui des incisions répétées plutôt que des incisions profondes, et nous procédons avec beaucoup de douceur à la dilatation consécutive. Une pratique plus rationnelle donne des résultats plus heureux.

www.ingramcontent.com/pod-product-compliance
Ingram Content Group UK Ltd.
Pitfield, Milton Keynes, MK11 3LW, UK
UKHW020442220726
13923UKWH00005B/2279